BEI GRIN MACHT SICH IHR WISSEN BEZAHLT

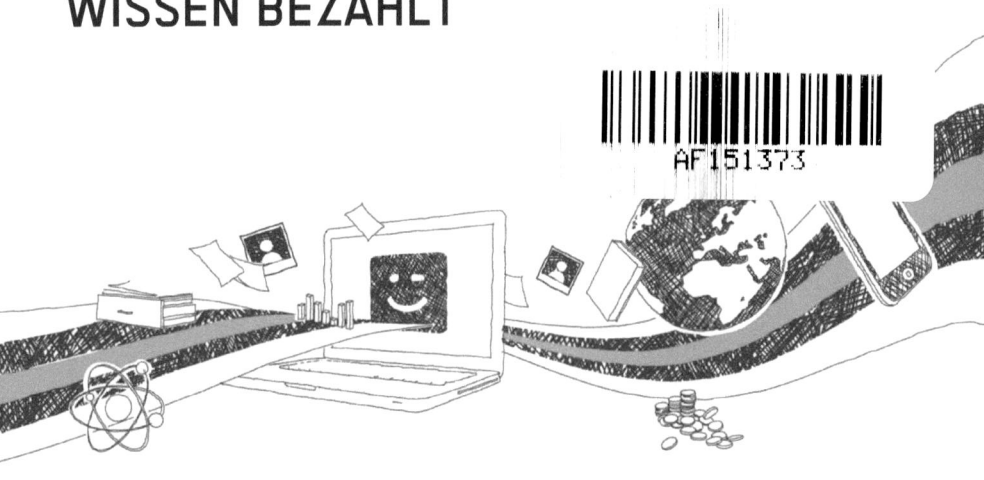

Bibliografische Information der Deutschen Nationalbibliothek:

Die Deutsche Bibliothek verzeichnet diese Publikation in der Deutschen National-
bibliografie; detaillierte bibliografische Daten sind im Internet über http://dnb.d-
nb.de/ abrufbar.

Impressum:

Copyright © 2006 GRIN Verlag
Druck und Bindung: Books on Demand GmbH, Norderstedt Germany
ISBN: 9783640857135

Dieses Buch bei GRIN:

https://www.grin.com/document/67138

Sven Ommer

Einsatzmöglichkeiten von RFID im Gesundheitswesen

GRIN Verlag

GRIN - Your knowledge has value

Der GRIN Verlag publiziert seit 1998 wissenschaftliche Arbeiten von Studenten, Hochschullehrern und anderen Akademikern als eBook und gedrucktes Buch. Die Verlagswebsite www.grin.com ist die ideale Plattform zur Veröffentlichung von Hausarbeiten, Abschlussarbeiten, wissenschaftlichen Aufsätzen, Dissertationen und Fachbüchern.

Besuchen Sie uns im Internet:

http://www.grin.com/

http://www.facebook.com/grincom

http://www.twitter.com/grin_com

Universität Duisburg-Essen, Campus Essen
Lehrstuhl für Medizin Management

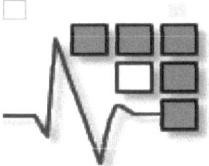

Seminararbeit im Wintersemester 2006/07

Einsatzmöglichkeiten von RFID im Gesundheitswesen

vorgelegt von:
Sven Ommer

Inhaltsverzeichnis

Abkürzungsverzeichnis

BSI	Bundesamt für Sicherheit in der Informationstechnik
bzw.	beziehungsweise
ca.	circa
cm	Zentimeter
d.h.	das heisst
DRG	Diagnosis Related Groups
EAN	europäische Artikelnummerierung
EKG	Elektrokardiogramm
EPC	elektronischer Produkt Code
f.	folgende
ff.	fortfolgende
FDA	Food and Drug Administration
ID	Identifikation
IT	Informationstechnologie
Kbit	Kilobit
kHz	Kilohertz
KIS	Krankenhausinformationssystem
m	Meter
Mio.	Millionen
MHz	Megahertz
Mrd.	Milliarden
OP	Operation
ÖPNV	Öffentlicher Personen Nahverkehr
o.V.	ohne Verfasser
PDA	Personal Digital Assistant
RFID	Radio Frequency Identification
s.	siehe
S.	Seite
v.a.	vor allem
Vgl.	Vergleiche
WHO	World Health Organisation
WLAN	Wireless Local Area Network
z.B.	zum Beispiel

Abbildungsverzeichnis

1. Einleitung

Die Verbreitung neuer Informationstechnologien schreitet immer rasanter voran. Innerhalb eines Jahrzehnts haben sich Mobiltelefonie und Internet zu Massenanwendungen entwickelt, und sind aus unserem alltäglichen Leben nicht mehr wegzudenken. Das Potential zu einer derartigen Massenanwendung besitzt auch die radiofrequente Identifikations-Technologie (RFID). Obwohl uns diese Technologie schon seit mindestens einem Jahrzehnt unbewusst in unserem Alltag begleitet, ist ihr erst in den letzten Jahren ein weltweiter Durchbruch gelungen, da die Technik perfektioniert wurde und die Herstellungskosten stetig sinken.

RFID ermöglicht mittels Radiowellen die berührungslose Identifikation von Personen, Tieren und Gegenständen ohne Sichtkontakt. Sie bietet große Potentiale zur Verbesserung der Wirtschaftlichkeit, Qualität und Sicherheit von betrieblichen Prozessen, verbunden mit teilweise erheblichen Kosteneinsparungen.
In der Logistikbranche, im Einzelhandel, in Produktionsbetrieben und im Dienstleistungssektor ist die RFID-Technik in letzter Zeit bereits erfolgreich etabliert worden.
Obgleich sich die RFID-Technologie aktuell immer noch am Anfang ihrer Möglichkeiten befindet, haben sich bereits in den unterschiedlichsten Bereichen vielversprechende Anwendungen für diese neue Technologie ergeben.
Daher stellt sich nun die Frage, welche Möglichkeiten sich durch den Einsatz der RFID-Technologie in einer solch vielseitigen Branche wie dem Gesundheitswesen auftun.

Gerade im Zuge der aktuellen Gesundheitsreform wird eine deutliche Verbesserung der Wirtschaftlichkeit des Gesundheitssektors verlangt, ohne dabei jedoch die medizinische Versorgungsqualität und die Patientensicherheit zu gefährden. Neue, leistungsorientierte Abrechnungssysteme und wachsende nationale und internationale Konkurrenz zwingen die Kliniken zu einem effizienten Kosten-Leistungs-Management, welches sich mitunter durch die Unterstützung modernster Informationstechnik realisieren ließe.

Die Pharmabranche sieht sich mit einer steigenden Zahl von Arzneimittelfälschungen konfrontiert und muss dadurch enorme Umsatzeinbußen hinnehmen. Neben diesem wirtschaftlichen Aspekt ist auch die Sicherheit und Gesundheit der Bevölkerung durch solche Plagiate stark gefährdet.

In Anbetracht dieser aktuellen Problematik, wird im Rahmen der vorliegenden Arbeit detailliert aufgezeigt, in welchen Bereichen und in welcher Form die RFID-Technologie auch im Gesundheitssektor eingesetzt werden kann, und wie sich die medizinische Versorgung durch den Einfluss von RFID optimieren lässt.

2. Automatische Identifikationssysteme

Unter dem Begriff der automatischen Identifikationssysteme (Auto-ID) werden Techniken zusammengefasst, die neben einer automatischen Identifikation eine schnelle und genaue automatische Dateneingabe in Computer- oder Kommunikationssysteme ermöglichen. Sie bilden somit eine Schnittstelle zwischen der physischen, realen Welt und den IT-Systemen. Eine der Hauptaufgaben dieser Auto-ID-Systeme liegt neben der automatischen Identifikation in der Bereitstellung von Informationen bezüglich der identifizierten Personen, Tiere und Objekte.

Eines der bekanntesten Auto-ID-Systeme aus dem Bereich des Einzelhandels ist sicherlich der Barcode, oder auch Strichcode genannt. Mit Hilfe eines Scanners kann jedes Objekt, das mit einem Barcode-Etikett versehen ist, durch das Ablesen der Strichabfolge einwandfrei identifiziert werden.

Weitere Vertreter der Auto-ID-Systeme sind neben den Magnetstreifen und Chipkarten auch die biometrischen Verfahren, welche es ermöglichen, Personen durch unverwechselbare Körperteile einwandfrei zu identifizieren.[1]

RFID-Systeme stellen eine der neueren Vertreter dieser Auto-ID-Systeme dar. Sie zählen derzeit sicherlich zu den leistungsfähigsten Technologien in dieser Sparte und bieten zusätzlich auch die vielseitigsten Einsatzmöglichkeiten.[2] Sie bringen des Weiteren ein enormes Rationalisierungspotential mit sich, da sie noch weniger als die bisherigen Auto-ID-Systeme der menschlichen Intervention bedürfen.

Aus diesen Gründen liegt der Fokus im weiteren Verlauf dieser Arbeit auf dieser RFID-Technologie.

---

[1] Vgl. Kern (2006) S. 13 ff.
[2] Ebenda

3. Die RFID-Technologie

Die Abkürzung RFID steht für „Radio Frequency Identification". Diese neuartige Informationstechnologie aus dem Bereich der drahtlosen Kommunikation ermöglicht eine eindeutige Identifikation von Personen, Tieren und Gegenständen mittels Radiowellen. Durch sie können Daten berührungslos und ohne Sichtkontakt übertragen, verändert oder erweitert werden.

3.1. Funktionsweise

RFID-Systeme bestehen hauptsächlich aus zwei Elementen:

- Ein Transponder, der an dem zu identifizierendem Objekt angebracht wird.
- Ein Lesegerät, das die Kommunikation mit dem Transponder übernimmt.

Der Transponder ist das eigentliche Herzstück eines RFID-Systems, ein winziger Computerchip mit einer Antenne. Er ist in einem Trägermaterial integriert, beispielsweise in einem Klebeetikett oder einer Plastikkarte, welches wiederum auf einem Objekt angebracht, bzw. in einem Objekt integriert wird. Dies bringt den Vorteil mit sich, das die Transponder relativ unempfindlich gegenüber Schmutz und anderen Umwelteinflüssen sind. Der Transponder fungiert als Datenträger, auf dem sich je nach Größe des Computerchips detaillierte Informationen über das zu identifizierende Objekt, sowie eine eindeutige weltweit unikale Identifikationsnummer befinden.[3] Im Unterschied zu der europäischen Artikelnummerierung (EAN) beim Barcode-Verfahren umfasst dieser elektronische Produktcode (EPC) neben der Hersteller- und Produktnummer auch die Seriennummer. Dadurch ist jedes Objekt weltweit eindeutig zu identifizieren.[4]

---

[3] Vgl. Finkenzeller (2006) S.7
[4] Vgl. BITKOM RFID-Guide (2006) S.9

7

In der Literatur, sowie im weiteren Verlauf dieser Arbeit; werden oftmals für den Begriff Transponder auch Synonyme wie Tag, Funkchip, Etikett, Chip oder Smart Label verwendet.

Das Lesegerät, auch Reader genannt, ist zumeist stationär an der Stelle installiert, an der die Identifikation stattfinden soll. Es ist an eine Stromversorgung angeschlossen und erzeugt ein elektromagnetisches Feld im Radiofrequenzbereich. Das Lesegerät besteht aus einem Sender, einem Empfänger und einer Antenne. Zusätzlich sind die meisten Lesegeräte mit einer Schnittstelle ausgestattet, um die Anbindung an ein IT-System zu ermöglichen.

Die notwendige Energie für die Kommunikation zwischen Lesegerät und Transponder wird durch das vom Lesegerät erzeugte elektromagnetische Feld generiert. Sobald sich der Transponder innerhalb des Feldes befindet, empfängt dessen Antenne die elektromagnetische Feldspannung. Der dadurch gewonnene Induktionsstrom aktiviert den Mikrochip im Transponder und lädt zugleich den Kondensator auf, der für die dauerhafte Stromversorgung des Chips sorgt. Der aktivierte Mikrochip empfängt Befehle, die das Lesegerät in sein magnetisches Feld moduliert. Indem der Transponder wiederum das elektromagnetische Feld verändert, überträgt er seine Seriennummer oder andere vom Lesegerät abgefragte Daten. Entscheidend ist dabei die Tatsache, dass der Transponder kein eigenes magnetisches Feld erzeugt, sondern lediglich das elektromagnetische Feld des Lesegerätes leicht verändert. Das Lesegerät registriert die Veränderungen des Felds und rekonstruiert daraus die gespeicherte Zahlenreihe.[5]

In der Praxis geschieht dieser Ablauf im Idealfall in Bruchteilen von Sekunden und kann über größere Entfernungen durchgeführt werden.

Bei bestimmten Transpondertypen können die Daten, die sich auf dem Transponder befinden, durch das Lesegerät verändert oder erweitert werden.

---

[5] Vgl. Finkenzeller (2006) S.31 ff.

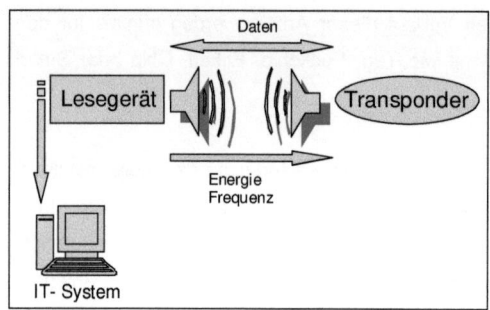

Abbildung 01: Aufbau eines RFID-Systems (eigene Quelle)

Dieses Zweikomponenten System lässt sich bei Bedarf durch eine IT-Komponente, der so genannten Middleware, erweitern. Die Aufgabe des IT-Systems besteht darin, die vom Lesegerät übertragenen Daten zu verwalten und mit bereits hinterlegten Informationen in einer Datenbank abzugleichen und auszuwerten.[6]

Diese Komponente ist umso wichtiger, je größer die zu verwaltenden Datenmengen über das Objekt sind und je wichtiger die Datensicherheit ist. In solchen Fällen ist auf dem Transponder lediglich die Identifikationsnummer gespeichert, welche dann ver-schlüsselt dem Lesegerät übermittelt wird. Alle weiteren Daten zu diesem Objekt können erst nach einem erfolgreichen Datenabgleich durch das IT-System aufge-rufen werden.

3.2. Unterscheidungsmerkmale

Die Einsatzmöglichkeiten der automatischen Identifikationssysteme haben sich in den letzten Jahren infolge einer forcierten Forschung- und Entwicklungsarbeit vervielfacht. Aktuell gibt es zahlreiche Varianten von RFID-Systemen, die sich entsprechend ihrer technischen Parameter für unterschiedliche Einsatzbereiche mehr oder weniger gut eignen. Daher werden nun im Folgenden einige wichtige Unterscheidungsmerkmale von RFID-Systemen aufgezeigt.

---

[6] Vgl. Kern (2006) S. 34

3.2.1. Transponderarten

Gemäß der unterschiedlichen Einsatzbereiche der RFID-Technik sind verschiedene Bauformen von Transponder entwickelt worden. Die wichtigsten Unterscheidungsformen sind dabei Etiketten, Plastikkarten, Glas- und Kunststoffkapseln. Etiketten werden v.a. für jegliche Objektkennzeichnung eingesetzt, wo hingegen Plastikkarten und Armbänder besonders im Bereich der Personenidentifikation zum Einsatz kommen. Glastransponder werden schon seit einigen Jahren erfolgreich zur Identifizierung von Tieren verwendet. Diese werden den Tieren subkutan injiziert und ermöglichen so eine berührungslose, fälschungssichere und breit einsetzbare Identifikation.[7]

Ein weiteres wichtiges Unterscheidungsmerkmal ist die Energieversorgung der Transponder, wobei zwischen passiven und aktiven Transpondern unterschieden wird. Passive Transponder verfügen über keine eigene Energiequelle. Sie beziehen ihre Energie durch Induktion, d.h. sie entziehen dem vom Lesegerät erzeugtem elektromagnetischen Feld die erforderliche Energie. Befindet sich ein Transponder also außerhalb eines Lesefeldes, ist er vollkommen ohne Energie und somit nicht in der Lage, ein Signal auszusenden.[8] Eventuelle Bedenken bezüglich einer stetigen elektromagnetischen Strahlung durch passive Transponder sind somit nicht statthaft.

Aktive Transponder nutzen eine Batterie oder Solarzelle zur Energieversorgung, welche zusätzlich in dem Trägermaterial integriert ist. Die Batterie dient jedoch ausschließlich der Versorgung des Computerchips und dem Erhalt der gespeicherten Daten. Zur Datenübertragung zwischen Transponder und Lesegerät wird ausschließlich die Energie des elektromagnetischen Feldes genutzt, welches vom Lesegerät generiert wird. Dieser Unterschied wirkt sich dahingehend aus, dass aktive Transponder eine größere Speicherkapazität, eine höhere Lesegeschwindigkeit und eine höhere Reichweite aufweisen.[9]
Verständlicherweise gehen diese Eigenschaften jedoch mit einem weitaus höheren Preis einher, so dass sie sich für einen Masseneinsatz nicht rentieren.

---

[7] Vgl. Kern (2006) S.68 ff.
[8] Vgl. Kern (2006) S.47
[9] Vgl. Finkenzeller (2006) S. 23 f.

3.2.2. Frequenzbereiche

Der Datentransfer zwischen Lesegerät und Transponder erfolgt über Funkwellen. Von daher ist die Betriebsfrequenz eines RFID-Systems ein wichtiger Parameter für die Funktionssicherheit der Anwendung, da die Eigenschaften der verschiedenen Frequenzbereiche stark variieren. So nehmen zum Beispiel die zwei wichtigen Merkmale Lesereichweite und Lesegeschwindigkeit mit steigender Frequenzhöhe zu und der Energiebedarf ab, da die übertragene Energiemenge pro Zeiteinheit zunimmt.

Andererseits nimmt mit zunehmender Frequenz die Oberflächenreflexion deutlich zu, so dass als Folge der großen Energieverluste keine sichere Lesung mehr erfolgen kann. Das Durchdringen von Wasser, als Eigenschaft der Radiowellen, ist in niedrigen Frequenzbereichen wesentlich stärker ausgeprägt. Dieser Faktor ist besonders bei der Personen- und Tieridentifikation wichtig, da dabei die Transponder nah am Körper getragen werden, welcher zum Großteil aus Wasser besteht. Würde hierzu eine hohe Frequenz eingesetzt, wäre keine eindeutige Detektion mehr möglich, da das Transpondersignal durch das Wasser im Körper zu stark absorbiert würde.[10]

Leider gibt es keine ideale Frequenz die alle positiven Faktoren in sich vereint. Deshalb ist es für ein Unternehmen umso entscheidender, vor der Implementierung eines RFID Systems genau die jeweiligen unternehmensspezifischen Anforderungen an das System zu analysieren.

Da Radios und Handys ihre Signale auch mittels Funkwellen übertragen, ist es erforderlich, staatlich regulierte Frequenzbänder für die verschiedenen Anwendungen festzulegen, um gegenseitige Störungen der Systeme zu verhindern. In der Regel nutzen RFID-Systeme den Niedrig- (um 125 kHz), Hoch- (13,56 MHz) oder den Ultrahochfrequenzbereich (860-960 MHz).[11]

Aufgrund der schnellen Datenübertragung und der hohen Reichweite hat sich der Ultrahochfrequenzbereich in letzter Zeit vor allem im Bereich Logistik und Warenmanagement durchgesetzt. In anderen Bereichen, wo es ausreicht, Artikel aus kürzerer Distanz zu identifizieren, werden vermehrt Hochfrequenzen eingesetzt.

---

[10] Vgl. Kern (2006) S.41 ff.
[11] Vgl. Basiswissen RFID (2006) S. 4

Ein generelles Problem ist die bisher mangelnde internationale Standardisierung dieser Frequenzbänder. So ist es unbedingt erforderlich, dass im Zuge der fortschreitenden Globalisierung international einheitliche Frequenzbereiche definiert werden, um besonders im Logistikbereich eine kontinuierliche Kontrolle der Objekte entlang der gesamten Supply Chain, auch über nationale Landesgrenzen hinaus, zu ermöglichen.

3.2.3. Speicherkapazitäten

Ein weiteres wichtiges Unterscheidungsmerkmal ist die Speichergröße der Transponder. Die derzeit verfügbaren Speichergrößen reichen von 1 bit bis zu etwa 6 kbit, wobei für die meisten industriellen Anwendungen heutzutage 1 kbit ausreicht.[12]

Je nach Bedarf steht dem Anwender ein breites Spektrum an Varianten zur Verfügung, dessen Enden von den „Low-End"- und den „High-End"-Systemen gebildet werden.

Einen Großteil der „Low-End"-Systeme machen die 1-Bit-Transponder aus, die v.a. zur elektronischen Waren- und Diebstahlsicherung eingesetzt werden. Sie können lediglich zwischen zwei Zuständen unterscheiden: Markierung vorhanden oder nicht vorhanden.

Ebenfalls dem „Low-End" Bereich können die „Read-Only"-Transponder zugeordnet werden. Auf dem Mikrochip dieser Transponder befindet sich ein festcodierter Datensatz, der in der Regel nur aus einer unikalen Seriennummer besteht. Die Daten werden dauerhaft und einmalig schon während der Herstellung auf dem Mikrochip gespeichert und können danach nicht mehr gelöscht oder verändert werden. „Read-Only"-Transponder werden v.a. dort verwendet, wo nur wenige Daten benötigt werden, so z.B. bei der Warenflusskontrolle und der Identifikation von Paletten. Aufgrund der einfachen Funktion können diese Transponder in einer sehr kleinen Chipgröße und kostengünstig hergestellt werden.[13]

Im mittleren Leistungsfähigkeitsbereich sind so genannte „Read-Write"–Systeme vorherrschend. Sie verfügen über Mikrochips, die dauerhaft elektronisch

---

[12] Vgl. Kern (2006) S. 62
[13] Vgl Finkenzeller (2006) S.25 ff.

programmierbar- und löschbar sind. In der Regel unterstützen diese Transponder auch Antikollisionsverfahren, wodurch das gleichzeitige Auslesen mehrerer Transponder durch ein Lesefeld ermöglicht wird, ohne das es dabei zu Störungen aufgrund von Überlagerungen kommt. So können beispielsweise ganze Paletten mit vielen Objekten gleichzeitig und zeitnah ausgelesen werden.

Im Bereich der „High-End"-Systeme sind primär kontaktlose Chipkarten vor-herrschend, die über einen Mikroprozessor und ein eigenes Betriebssystem verfügen. Mit diesen Transpondern lassen sich wesentlich komplexere Algorithmen zur Datenverschlüsselung und Authentifizierung verwirklichen, wie sie etwa für elektronische Börsensysteme oder Ticketsysteme benötigt werden. Die Herstellungs-kosten für diese Transponder sind relativ hoch, so dass sich der Einsatz dieser hochwertigen Systeme nur in wenigen Anwendungsbereichen rentiert.[14]

3.2.4. Reichweiten

Die Transponder werden bezüglich ihrer Reichweite in drei Bereiche unterteilt:

- Close Coupling
- Remote Coupling
- Long Range Coupling

Die Reichweite der Close Coupling Systeme ist mit 0-1cm sehr gering. Aufgrund dieser geringen Reichweite muss der Transponder recht genau positioniert werden, damit das Lesegerät die Signale empfangen und auslesen kann.[15] Sie werden v.a. in Bereichen mit hohen Sicherheitsanforderungen verwendet, wie z.B. bei elektronischen Türschließanlagen oder kontaktlosen Chipkartensystemen mit Zahlungsfunktion. Durch diese hohen Sicherheitsbestimmungen sind größere Datenmengen erforderlich, die von diesen Systemen bereitgestellt werden können.

---

[14] Ebenda
[15] Vgl. Finkenzeller (2006) S.22

Die Remote Coupling Systeme verfügen über eine Reichweite von bis zu 1 m. Diese Transponder werden zu 90% in den derzeitigen RFID-Systemen verwendet.

Mit Long Range Systemen werden Reichweiten zwischen 1-10m erreicht. Durch den Einsatz von aktiven Transpondern kann diese Reichweite sogar auf bis zu 100m ausgedehnt werden. Diese Systeme unterscheiden sich in Bezug auf die Energieversorgung der Transponder (aktiv) und im Datenübertragungsverfahren von den anderen beiden Systemen.[16]

3.3. Anwendungsgebiete

Die RFID-Technologie hat sich bereits seit einigen Jahren schleichend und zumeist unauffällig in unserem Alltag etabliert. Sei es z.B. in Form der automatischen Wegfahrsperre bei Autos, als elektronischer Skipass im Winterurlaub oder als Ausleihsystem in Bibliotheken.
Der Einsatz von RFID-Systemen eignet sich grundsätzlich überall dort, wo automatisch gekennzeichnet, erkannt, registriert, gelagert, überwacht oder transportiert werden soll. Aufgrund dieser vielfältigen Einsatzmöglichkeiten hat sich ein breites Spektrum von Anwendungsmöglichkeiten entwickelt.

Der Handel- und Logistikbereich nimmt seit Jahren eine gewisse Vorreiterstellung in Bezug auf die RFID-Implementierung ein. Denn besonders in dieser Branche kann ein enormes Prozessoptimierungs- und damit auch Kosteneinsparpotential durch diesen Technologieeinsatz erreicht werden. Laut einer Studie von A.T. Kearney kann dies zu Einsparungen von bis zu sechs Mrd. Euro pro Jahr für den deutschen Einzel-handel bedeuten.[17]
Die Steuerung und Überwachung der gesamten Lieferkette eines Produkts vom Hersteller bis zum Endkunden kann deutlich optimiert werden, wodurch z.B. unnötig hohe Lagerbestände vermieden werden können.

---

[16] Vgl. BSI Studie (2004) S.40
[17] Vgl. Kearney (2004) S.1

Im Einzelhandel kann langfristig das zeitaufwändige Barcode-Leseverfahren eines jeden Artikels durch ein RFID Lesegerät am Einkaufwagen ersetzt werden. „Intelligente" Regale ermöglichen es nachzuhalten, wann ein Produkt aus dem Regal genommen wird und neue Ware nachgefüllt werden muss.[18]

In der Nutztierhaltung wird bereits seit über 10 Jahren die Auto-ID mittels RFID angewandt. Jedes Tier erhält eine weltweit unikale Identifikationsnummer, wodurch eine schnelle, automatische Identifizierung eines jeden Tieres von der Geburt bis zum Verkauf des Fleisches ermöglicht wird. Innerbetrieblich kann z.B. durch die Erkennung am Futterautomaten, an der Tränke und am Melkstand jede Kuh individuell kontrolliert und betreut werden.[19]

Zugangskontrollen zu Gebäuden und Veranstaltungen werden vielerorts durch ein RFID-System durchgeführt. Zutrittsberechtigte Personen müssen lediglich eine Chipkarte bei sich tragen, die im Eingangsbereich durch das Lesegerät ausgelesen wird. Die Wartezeit bei Großveranstaltungen kann dadurch deutlich reduziert werden. So wurden z.B. die Tickets für die Fußball-WM 2006 mit einem RFID Chip versehen, der eine eindeutige Zuordnung zu der jeweils berechtigten Person ermöglichte.[20]

Den Kunden des ÖPNV wird bereits in zahlreichen Städten durch RFID ein neuer Komfort geboten. Die mit einem Transponder versehene Kundenkarte wird automatisch beim Ein- und Aussteigen registriert, wodurch der exakte Fahrpreis für die jeweilige Strecke berechnet wird. Die zu zahlenden Beträge werden dann einmal monatlich vom Konto des Kunden abgebucht.[21]

Bei Sportveranstaltungen mit einer besonders hohen Teilnehmerzahl, wie z.B. beim Marathon, trägt jeder Teilnehmer einen Transponder am Fußgelenk. Selbst wenn viele Läufer gemeinsam starten oder ins Ziel kommen wird dadurch eine automatische und genaue Zeitmessung garantiert.[22]

---

[18] Vgl. HDMA Studie (2003) S.9
[19] Vgl. Kern (2006) S.112 ff.
[20] Vgl. BSI Studie (2004) S.76 ff.
[21] Vgl. Basiswissen RFID (2006) s.14
[22] Vgl. Kern (2006) S.123

Dies sind nur einige wenige der möglichen Anwendungsbereiche der RFID-Technologie in unserem Alltag.

Welche Einsatzmöglichkeiten die RFID-Technologie im Gesundheitswesen bietet, wird nun im folgenden Abschnitt detailliert beschrieben und analysiert.

4. RFID im Gesundheitswesen

Das deutsche Gesundheitswesen befindet sich derzeit in einem tief greifenden Strukturwandel. DRG-Einführung, Ärztestreiks, Integrierte Versorgung und Arznei-mittelausgaben weisen auf den stetig steigenden Kostendruck im Gesundheitswesen hin. Gleichzeitig erwartet der Gesetzgeber jedoch mehr Qualität und Transparenz von allen Beteiligten im Gesundheitswesen.

Um einen solchen Spagat zwischen Kosteneinsparung einerseits und Qualitätssteigerung andererseits bewerkstelligen zu können, ist der Einsatz neuer Technologien sinnvoll und not-wendig. In den nachfolgenden Kapiteln wird nun detailliert untersucht, inwiefern die RFID-Technologie der Arzneimittelbranche und dem stationären Gesundheitssektor einen Nutzen bieten kann.

4.1. Arzneimittelbranche

In der Arzneimittelbranche sind sehr hohe Qualitäts- und Sicherheitsvorschriften zu beachten und einzuhalten, um die Patienten vor ungewollten Nebenwirkungen aufgrund von Produktionsfehlern, falscher Lagerung oder Plagiaten zu schützen. Einige Erfolg versprechende Anwendungsmöglichkeiten der RFID-Technologie in Bezug auf Arzneimittel werden nun ausführlich näher erläutert.

4.1.1. Produktidentifizierung

Die Arzneimittelbranche sieht sich im Zeitalter des Internets mit einer stetig wachsenden Anzahl von Arzneimittelfälschungen, Placebos und sogar gesundheits-schädlichen Nachahmungen konfrontiert. Nach Schätzungen der Weltgesundheits-organisation (WHO) sind mehr als 7% aller weltweit verkauften Medikamente Plagiate; in bestimmten Entwicklungsländern kann dieser Anteil bis zu 40% betragen.[23]

---

[23] Vgl. Hamacher Resource Group (2003) S.6

17

Doch nicht nur die damit einhergehende Gefährdung der Patientensicherheit stellt ein zunehmendes Problem dar, sondern auch der finanzielle Verlust für die Pharmaunternehmen nimmt immer größere Ausmaße an. Allein in den USA verschwinden jährlich Medikamente im Wert von 40 Milliarden US-Dollar auf ihrem Weg von der Produktion bis zum Verkauf.[24]

Weiterhin werden Rückrufaktionen dann besonders teuer, wenn der Originalhersteller plötzlich auch die gefälschten Produkte zurück erhält, bzw. die Aktion überhaupt nur wegen dieser Fälschungen notwendig wird.[25]

Die US-amerikanische Arzneimittelbehörde FDA empfiehlt daher allen nationalen Pharmaunternehmen, Großhändlern, Apotheken und Krankenhäusern bis 2007 einen flächendeckenden Einsatz von RFID-Systemen zu gewährleisten, um Produktfälschungen zu verhindern.[26]

Mit Hilfe von RFID werden transparente Logistikprozesse und Ortsbestimmungen ermöglicht, die eine hohe Fälschungssicherheit begünstigen. Medikamente sind wesentlich leichter und schneller zu lokalisieren, wodurch Fälschungen und Verluste vermieden bzw. festgestellt werden können.

Hierzu wird die Verpackung oder sogar jede einzelne Packungseinheit mit einem RFID- Etikett versehen, auf welchem eine weltweit unikale Identifikationsnummer des Erzeugnisses gespeichert ist. In den einzelnen Phasen der Lieferkette (Supply Chain) kann nun diese ID-Nummer mit dem entsprechenden Lesegerät ausgelesen werden und durch eine Anfrage an die geschützte Datenbank des Herstellers auf ihre Echtheit hin überprüft werden. Da die Daten vom Hersteller bis zum Einzelhandel durchgehend in einem Produktlebenslauf (ePedigree) gespeichert werden, sind die RFID Etiketten nur äußerst schwer zu fälschen.

Der amerikanische Pharmakonzern *Pfizer* verwendet z.B. beim Potenzmittel *Viagra* dieses RFID-Verfahren, da besonders bei diesen so genannten „Lifestyle-Medikamenten" momentan eine Unmenge von Plagiaten auf den Markt strömen.[27]

---

[24] Vgl. Chemie+Anlagen+Verfahren (2006) S.1
[25] Vgl. BITKOM RFID Guide (2006) S.9
[26] Vgl. FDA Consumer (2005) S.37
[27] Vgl. Chemie+Anlagen+Verfahren (2006) S.1

4.1.2. Einhaltung der Kühlkette

Viele Pharmaprodukte, Blutkonserven und Laborproben sind sehr temperatur-
empfindlich und bedürfen daher einer stets konstanten Umgebungstemperatur.
Dieser Faktor stellt besonders während des Transports hohe Qualitätsanforderungen
an die Logistikunternehmen, denn 90% der thermosensiblen Pharmaprodukte
müssen z.b. bei vier bis fünf Grad Celsius verpackt, transportiert und gelagert
werden.[28]

Die Eigenschaft der RFID-Technologie, auch bei besonders niedrigen Temperaturen
eine hohe Funktionssicherheit zu gewährleisten, begünstigt ihre Anwendung für eine
solch erforderliche Temperaturkontrolle.

Mit Hilfe aktiver Transponder lässt sich eine lückenlose Temperaturüberwachung und
–dokumentation der Transporteinheit sowie der einzelnen Verpackung während des
gesamten Transports ermöglichen. Hierzu werden an den einzelnen Verpackungs-
einheiten Transponder mit einem eigenen Temperatursensor angebracht, der alle 15
Minuten die Umgebungstemperatur misst und sie samt Datum und Uhrzeit auf dem
Transponderchip speichert.[29]

Dadurch können die Hersteller jederzeit nachweisen, dass sich die Medikamente
während des gesamten Transports immer im zulässigen Temperaturbereich befunden haben.

Diese hohen Qualitätsanforderungen werden in naher Zukunft noch weiter
zunehmen. Grund dafür sind die strengen rechtlichen Vorgaben für die Herstellung
und den Vertrieb von Pharmazeutika, die sich im Rahmen des Produkt-
haftungsrisikos zunehmend verschärfen. Mittelfristig wird sogar mit einer EU-
Richtlinie gerechnet, die den aktiv temperaturregulierten Transport von zu kühlenden
pharmazeutischen Produkten vorschreibt.[30]

---

[28] Vgl. Heinz (2005) S.17 ff.
[29] Ebenda
[30] Ebenda

19

Eine Erweiterung der Transponderdaten um das Haltbarkeitsdatum ermöglicht einen weiteren Zusatznutzen, wodurch sich der Anteil an Medikamenten, die aufgrund eines überschrittenen Haltbarkeitsdatums nicht mehr verkauft werden dürfen, deutlich reduzieren ließe. Denn durch das regelmäßige Auslesen der Daten werden diese Medikamente automatisch erkannt und können einer baldigen Verwendung zugeführt werden.

4.1.3. Medikamentenzuteilung

Bei der Medikamentenverteilung kommt es immer wieder zu teils schwerwiegenden Komplikationen, da es zu Fehlern bei der Dosierung oder sogar bei der Verordnung kommt. Bei der handschriftlichen Dokumentation und Verordnung von Medikamenten liegt die Fehlerhäufigkeit während des Arbeitsprozesses im stationären Gesundheitssektor bei fast 40%. Ein Großteil der Fehler tritt dabei direkt während der Verordnung, der Bearbeitung oder der Verabreichung auf. Durch die Verwendung von RFID könnte diese Fehlerquote nahezu vollständig behoben werden.[31]

Das RFID-System im Klinikum Saarbrücken ermöglicht es beispielsweise, dass die vom Arzt während der Visite vorgeschlagene Medikation mit den Patientendaten des Krankenhausinformationssystems (KIS) abgeglichen werden und bei einer Kontraindikation eine Warnmeldung erzeugt wird. Das Risiko von Fehlmedikationen wird dadurch weiter reduziert.

Die verordnete Medikation wird sogleich ins KIS eingestellt und in Zukunft an einen Dosierungsautomaten auf der jeweiligen Station weitergeleitet. Dort wird das Medikament automatisch exakt dosiert, abgefüllt, verschweißt und beschriftet.[32] Neben der zusätzlichen Verordnungssicherheit verfügt das Pflegepersonal durch die automatische Medikamentenzuteilung über mehr Zeit für die Pflegearbeit. Bei Bedarf kann die Krankenschwester vor der Medikamentenverabreichung durch einen Abgleich des Medikamenten RFID-Tags und dem des Patienten feststellen, ob der Patient auch das richtige Medikament mit der richtigen Dosierung erhält.[33]

Bei einer ambulanten, medikamentösen Therapie ist es möglich, die verschriebene Medikamentenpackung mit einem RFID-Tag zu versehen. Dieser registriert wann der Patient die Packung öffnet und seine Medikation entnimmt. Bringt der Patient beim

---

[31] Vgl. Wicks et al. (2006) S.5
[32] Vgl. Stiel (2006) S.63 f.
[33] Vgl. Wicks et al. (2006) S.5

nächsten Arztbesuch die Packung mit, können die Verlaufsdaten ausgelesen und somit Erkenntnisse darüber gewonnen werden, ob der Patient regelmäßig und in der richtigen Dosierung seine Tabletten eingenommen hat.

Eine Erweiterung des Systems würde es sogar ermöglichen, dass der Patient durch den RFID-Tag alarmiert wird, wenn die nächste Tablette eingenommen werden muss.[34]

4.2. Klinik- und Krankenhausbereich

Der aktuelle Strukturwandel im Zuge der Einführung des DRG-Systems stellt die stationären, medizinischen Versorgungseinrichtungen vor immer neue Herausforderungen, um den Fortbestand ihrer Unternehmung zu sichern. Heutzutage ist es für eine Klinik unabdingbar, wirtschaftlich zu haushalten, Ineffizienzen aufzudecken und schnellstmöglich zu beseitigen. Die RFID-Technik bietet dazu in vielerlei Hinsicht Optimierungspotential, um die Prozessabläufe in einer Klink effizienter zu gestalten.

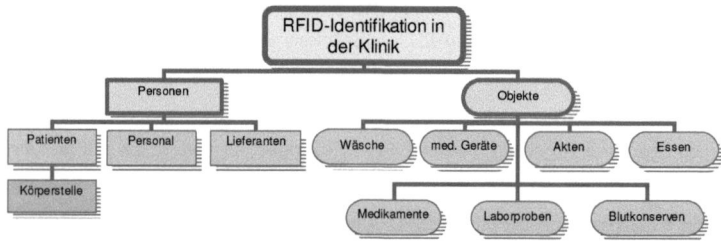

Abbildung 02: RFID-Einsatz im Gesamtsystem der Klinik (eigene Quelle)

Einige potentielle und bereits realisierte Einsatzmöglichkeiten der RFID-Technologie im Klinikbereich werden nun nachfolgend detaillierter beschrieben.

---

[34] Ebenda

4.2.1. Krankenhausinformationssysteme

Einsparungsmöglichkeiten, die sich im Hinblick auf die Informationsverarbeitung ergeben, wird bisher nur wenig Bedeutung geschenkt. Investitionen in die Informationstechnologie machen im Durchschnitt in deutschen Krankenhäusern nur ein Prozent des Gesamtbudgets aus. In anderen Industrienationen werden hingegen 2,5 –5 % des Gesamtbudgets in die Krankenhaus-Informationstechnik investiert.[35]

Ein Datenaustausch, bzw. die Integration der vorhandenen Daten in Form einer elektronischen Akte, kann zumeist nicht stattfinden, da oftmals jeder Klinikbereich ein anderes Datenverarbeitungsprogramm verwendet. Ein weiterer Grund ist die Tatsache, dass medizinische Befunde und Maßnahmen auch heutzutage häufig nur papierbasiert dokumentiert werden und der Eintrag in ein digitales Informationssystem nur sehr bedingt erfolgt.

Das Resultat dieser suboptimalen Informationstechnik sind teils erhebliche Ineffizienzen in der Informationsbeschaffung und –verarbeitung im Klinikalltag. So vergeudet zum Beispiel ein Stationsarzt bis zu eine Stunde pro Tag bei der Suche nach Diagnosebildern und Befunden und noch einmal ein bis zwei Stunden mit der Beschaffung eigentlich verfügbarer Informationen.[36] Dieser hohe Zeitaufwand für die Informationssuche, fehlende Informationen und der hohe Aufwand für die papierbasierte Dokumentation führen zu einer Unzufriedenheit der Ärzte sowie zu längeren Warte- und Behandlungszeiten und potentiellen Mehrfachuntersuchungen der Patienten.[37] Ein optimaler Zugriff auf alle notwendigen Patientendaten zum Zeitpunkt der Behandlung ist daher bislang im deutschen Klinikalltag zumeist nicht realisierbar.

Durch die Implementierung eines RFID- basierten Krankenhausinformationssystems (KIS), das einheitlich in allen Bereichen des Krankenhauses Anwendung findet, ließe sich die Informationsqualität und –quantität deutlich verbessern. Getriggert durch den RFID-Chip am Patientenarmband stände dem Arzt während der Visite direkt die gesamte elektronische Patientenakte zur Verfügung. Zeitaufwendiges Suchen und Nachforschen nach Befundergebnissen gehörte somit der Vergangenheit an und den Ärzten bliebe wesentlich mehr Zeit, sich um die Gesundheit der Patienten zu kümmern.

---

[35] Vgl. Hielle (2002) S.16
[36] Vgl. Flintrop (2000) S. C-1945
[37] Vgl. Koch und Kaltenborn (2005) S.5

4.2.2. Personenidentifizierung

In einer Klinik stellt die Vielfältigkeit der Patientenbehandlungen höchste Anforderungen an die Qualität der Arbeit und deren Dokumentation. Die zuverlässige Identifizierung der Personen (Patienten und Behandelnde) ist dabei eine der wichtigsten Maßnahmen, um in den komplexen Arbeitsabläufen stets die richtige Behandlung dem richtigen Patienten zukommen zu lassen.

Vor allem in den Schnittstellenbereichen verschiedener Behandlungsprozesse ist eine exakte und schnelle Patientenidentifikation von elementarer Wichtigkeit. Immer wieder wird von Fällen berichtet, bei denen es aufgrund einer fehlerhaften Erfassung von Patientendaten zu falschen medizinischen Behandlungen gekommen ist, bis hin zur Transplantation von falschen Organen.[38]

Weltweit gibt es bereits einige Kliniken, die ein ganzheitliches RFID-basiertes Patientenidentifikationssystem eingeführt haben. So erhalten zum Beispiel Patienten des Saarbrücker Klinikums direkt bei der Aufnahme ein Armband mit einem integrierten RFID-Chip, auf dem ihre eindeutige Patientennummer gespeichert ist. Während des anschließenden Klinikaufenthalts können nun Ärzte und Pflegepersonal mittels RFID-fähigen Handcomputern (PDAs) in Sekundenschnelle den Chip auslesen und den Patienten sicher identifizieren. Aufgrund der Radiowellenübertragung kann dies ohne Berührung und Sichtkontakt erfolgen, d.h. auch durch Bettdecke und Kleidung hindurch. Dies hat zum einen hygienische Vorteile, zum anderen wird der Patient dadurch nicht in seiner Bettruhe gestört. Aus Datenschutzgründen ist auf dem Chip nur die Identifikationsnummer und eventuell noch einige wichtige Stammdaten wie Name und Blutgruppe des Patienten enthalten, jedoch auf keinen Fall die gesamte Patientenakte. Für die detaillierten Informationen erhält das Krankenhauspersonal durch die ausgelesene Nummer über WLAN[39] einen autorisierten Zugriff auf die Datenbank des KIS, von der es dann alle aktuell verfügbaren Patientendaten abrufen kann.

---

[38] Vgl. Kern (2006) S.163
[39] englische Bezeichnung für ein kabelloses lokales Netzwerk

Um den Schutz vor unbefugten Zugriffen von außen gewährleisten zu können, wird dabei mit modernster Verschlüsselungstechnik ge-arbeitet.[40] Bei weiteren Untersuchungen, z.b. in der Röntgenabteilung, kann der jeweilige Arzt dann ebenfalls sämtliche Daten einsehen sowie weitere Ergebnisse hinzufügen. Der gesamte Behandlungsvorgang wird somit für Mediziner und Krankenhausverwaltung transparenter.

Damit es nicht zu Störungen anderer medizinischer Geräte kommt, wird in der Regel die für RFID-Systeme zugelassene Frequenz von 13,56 MHz aus dem Hochfrequenzbereich verwendet. Dadurch werden mittlere Auslesedistanzen bis zu 50 cm, bei größeren Türen mit zwei Antennen im Türrahmen bis zu 90cm, er-möglicht.[41]

Die Vorteile eines solchen RFID-Systems sprechen für sich:

- Stets aktuelle Patienteneinträge im KIS während des gesamten Klinikaufenthalts
- Erheblicher Zeitgewinn durch schnellen, mobilen Rückgriff auf die Patientendaten
- Reduzierung zeitraubender Botengänge innerhalb des Krankenhauses
- Weniger Dokumentations- und Schreibarbeit für Ärzte und Pflegekräfte
- Mehr Zeit für die Behandlung und Pflege der Patienten
- Direkte Übernahme der Patientenabrechnungsdaten vom KIS in die Buchhaltung[42]

Eine Authentifizierung von Ärzten und Pflegepersonal ist ebenfalls bei fast allen Tätigkeiten im Klinikalltag erforderlich. Dabei ist neben der Zutrittskontrolle zu bestimmten Bereichen auch die Zuordnung der Behandlungsperson zum Patienten von großer Bedeutung. Insbesondere bei Prozessen wie der Medikamenten-zuteilung, Bluttransfusion, Infusion und Operation müssen die Verantwortlichkeiten eindeutig und nachhaltig zugeordnet werden können.

---

[40] Vgl. Gärtner (2006) S.143
[41] Vgl. Henner und Kern (2005) S. B1232
[42] Vgl. Stiel (2006) S.63

Dafür kann die Behandlungsperson ebenfalls über ein Armband, eine Uhr mit RFID-Chip oder eine herkömmliche Chipkarte, die sich an oder in der Kleidung befindet, identifiziert werden. Damit ergibt sich eine direkte Zuordnung, Dokumentation und Freigabe der Behandlung in Abstimmung mit dem KIS. Ein weiterer wichtiger Aspekt dabei ist, dass die Identifikation durch RFID weitgehend unabhängig von der medizinischen und pflegerischen Leistung erfolgen kann und keine weiteren personellen Ressourcen verbraucht.[43] Dem Pflegepersonal bleibt somit wesentlich mehr Zeit für ihre eigentliche Tätigkeit; der Pflege und Behandlung der Patienten.

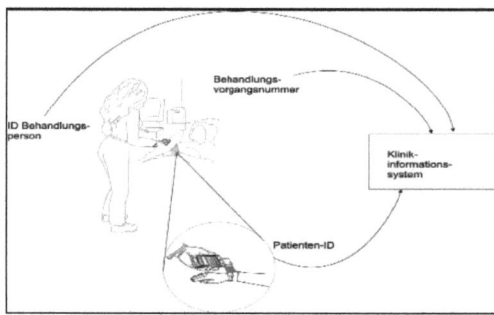

Abbildung 03: Einsatz eines RFID-Systems zur Patienten- und Behandlungsperson-Identifizierung und Verbindung zum KIS (Quelle: Deutsches Ärzteblatt)

Ein weiterer sinnvoller Anwendungsbereich für die Verwendung eines Patienten-armbands ist die Notfallaufnahme. Die wichtigsten Daten können bereits am Unfallort oder auf dem Weg ins Krankenhaus in den RFID-Chip eingegeben werden, so dass sie bei Ankunft in der Notaufnahme sofort und ohne Verwechslungsgefahr verfügbar sind. Dadurch kann gerade in der Hektik einer Notfallstation bei mehreren verunglückten Personen die Patientensicherheit deutlich verbessert werden und wichtige Zeit im „Kampf um Leben oder Tod" gewonnen werden.[44]

---

[43] Vgl. Henner und Kern (2005) S. B1232 ff.
[44] Vgl. Kern (2006) S.166

Im Uniklinikum Innsbruck wurde Anfang dieses Jahres das erste RFID-Hintergrund-system im OP-Bereich eingeführt. Sobald der Patient die OP-Schleuse passiert, liest das Lesegerät den RFID-Chip am Armband des Patienten aus und kontrolliert, ob dieser Patient zum jetzigen Zeitpunkt für eine Operation in diesem OP-Saal vorgesehen ist. Falls dies nicht der Fall ist, wird der OP-Koordinator über das System benachrichtigt und es ertönt ein Alarmsignal.

Während der OP führt das RFID-System nun alle notwendigen Informationen über den Patienten aus den verschiedenen klinischen Informationssystemen zusammen und stellt sie dem OP-Team auf einem Monitor zur Verfügung. Als Eigenschaft eines Hintergrundsystems erfolgt dies alles, allein getriggert durch den RFID-Chip des Patienten, ohne jegliches Zutun des Personals. Nach Beendigung der Operation wird durch das erneute Passieren des Lesegeräts an der OP-Schleuse eine Meldung an das OP-Ressourcenplanungssystem generiert. Durch die ständige Hintergrund-kontrolle wird zusätzlich zu einer Verbesserung der Patientensicherheit eine wesentlich effektivere OP-Auslastung ermöglicht, wodurch die Wirtschaftlichkeit dieses Klinikbereichs deutlich gesteigert werden kann. Da dieses System mit nur einem zentralen Softwaresystem neben den oben beschriebenen Funktionen im OP-Bereich noch zahlreiche weitere Prozesse in der Klinik unterstützt und optimiert, gelten solche „Multipurpose-Systeme" als Schlüssel zu eine erfolgreiche Implementierung von RFID in Klinikbereich. Durch das vielseitige Optimierungspotential lassen sich die anfänglichen Investitionskosten schnell wieder amortisieren.[45]

4.2.3. Kontrolle von Laborproben und Blutkonserven

Jeden Tag werden in einem Krankenhaus hunderte von Laborproben entnommen, ausgewertet und eingelagert. Das Ergebnis einer solchen Laboruntersuchung ist von enormer Bedeutung für die weitere Behandlung des Patienten, so dass es beim Vertauschen oder Verlust einer Probe zu schwerwiegenden Problemen kommen kann.

Um dem entgegen zu wirken, können auf RFID-Technologie basierende Logistik-systeme eingesetzt werden. Ziel ist es dabei, für jede Probe eine genaue Identifikation, Lokalisierung und Nachverfolgbarkeit zu garantieren. Dazu wird jeder Probe sofort bei der Entnahme ein RFID-Etikett aufgeklebt, auf dem Daten wie

---

[45] Vgl. Ascher (2006) S.46f.

Patientenname, Art der Probe, Datum, Uhrzeit und Name des behandelnden Arztes gespeichert werden.

Ein Lesegerät am Eingang des Labors und eventuellen zusätzlichen Handlesegeräten ermöglichen es, dass jede Probe einwandfrei identifiziert und im System aufgenommen wird. Durch eine Filterungsmöglichkeit im System, z.B. nach Priorität oder Verwendbarkeitsdauer, können die eingehenden Proben dann gezielt bearbeitet werden. Nach der Laboruntersuchung wird die Probe im Lager archiviert, wo sie durch das eindeutige RFID-Etikett jederzeit wieder auffindbar ist und dem jeweiligen Patienten zugeordnet werden kann.

Bei thermosensiblen Proben und vor allem bei Blutkonserven ist zusätzlich zu einer eindeutigen Identifizierung eine stets optimale Lager- und Transporttemperatur unbedingt erforderlich. Der oben beschriebene Prozessablauf, erweitert um einen Temperatursensor am RFID-Tag, garantiert neben einer eindeutigen Identifizierung auch eine regelmäßige Temperaturmessung und deren Speicherung. Durch diese Qualitättssicherung kann verhindert werden, dass verdorbene Blutkonserven einem Patienten zugeführt werden oder ein Patient eine Blutkonserve mit falscher Blutgruppe erhält.[46]

Als Folgen eines solch hohen Automatisierungsprozesses mit einer vollständigen Datenerfassung ergeben sich eine deutlich niedrigere Fehlerquote und eine erhöhte Patientensicherheit.

4.2.4. Objektsicherung und Wartung

Wirtschaftlich interessante Einsatzmöglichkeiten für RFID-Systeme ergeben sich auch im Bereich des Objekt- und Inventarschutzes.

Krankenhäuser müssen teils erhebliche finanzielle Einbußen aufgrund von verlegten, verlorenen oder gestohlenen Betriebsmitteln hinnehmen. Sie verlieren jährlich zwischen 5-15% ihres Inventars, weil z.B. Patienten Therapieequipment einfach mit nach Hause nehmen, Ärzte sich Geräte für private Behandlungen ausleihen oder die Ambulanz für ihre Einsätze Ausrüstung entwendet. Das Jackson Memorial Hospital in Miami musste diesbezüglich im Jahr 2003 einen Verlust von ca. 20.000 Gegenständen im Wert von 4 Mio. $ verbuchen und hat daraufhin die Implementierung eines RFID-basierten Objektsicherungssystems forciert.[47]

---

[46] Vgl. Wicks et al. (2006) S.5
[47] Vgl. Glabman (2004) S.26 ff.

Hierzu werden RFID-Tags auf sämtliche Betriebsmittel, wie Bürostühle, Blutdruck-messer, mobile EKG-Geräte, Defibrillatoren, Gelenkprothesen, Lasergeräte, Infusionsgeräte bis hin zu Spritzen, Stents und Ampullen, angebracht. Die entsprechenden Lesegeräte werden in allen Klinikbereichen in der Decke oder in Türrahmen installiert, so dass jede Bewegung und jeder Ort an dem sich ein Gerät gerade befindet lokalisiert und dokumentiert werden kann. Über ein einheitliches bereichsübergreifendes Softwaresystem kann das gesamte Equipment quasi per Knopfdruck in einer stetigen Inventur verwaltet und bei Bedarf gezielt nach einer bestimmten Gerätegruppe durchsucht werden.[48]

Das Pflegepersonal verbringt bis zu 30% seiner Arbeitszeit mit der Suche nach gerade benötigten Geräten, Utensilien und Hilfsmitteln. Dieser Zustand ist auf Dauer sehr frustrierend und kann dazu verleiten, dass Krankenschwestern dringend benötigte Hilfsmittel an bestimmten Stellen verstecken und horten, damit sie bei Bedarf einen schnellen Zugriff darauf haben.[49] Dies führt zu einer Verzerrung der Bestandserfassung und einer daraus resultierenden Erhöhung der Material-ausgaben.

Durch die Kennzeichnung von sämtlichen Equipment mit RFID-Tags und der Einführung eines RFID-Trackingsystems ergibt sich ein hohes Rationalisierungs- und Automatisierungspotential bei der Bestandskontrolle und Dokumentation der gesamten Medizinequipments. Die Auslastung der einzelnen Betriebsmittel lässt sich wesentlich genauer bestimmen, wodurch eine wesentlich effizientere und exaktere Nachbestellung oder Umverteilung von Beständen erfolgen kann.[50]

Im Bereich der RFID-basierten Bestandskontrolle wird durch Lesegeräte in den Lagerregalen eine automatisierte Nachlieferung von sämtlichen Medizinprodukten ohne Unterbrechung der Versorgungskette und ohne manuelle Bestellung des medizinischen Personals ermöglicht.[51]

---

[48] Ebenda
[49] Vgl. Neil (2005) S.22
[50] Vgl. Wicks et al. (2006) S.4
[51] Vgl. Gärtner (2006) S.142

Auch zur Sicherstellung der regelmäßigen Wartung aller medizinischen Geräte kann die RFID-Technologie einen wesentlichen Beitrag leisten und dadurch die Patientensicherheit erhöhen. Jedes einzelne Gerät im gesamten Klinkbereich wird mit einem RFID-Tag versehen. Gelangt es nun in den Empfangsbereich eines Lesegerätes, die an allen zentralen Zutrittsbereichen der Klinik und im OP-Bereich installiert sind, wird es automatisch auf seinen Wartungszustand hin überprüft. Sollte das Datum für die nächste Inspektion bereits erreicht sein, erhält das Wartungsteam eine Benachrichtigung mit den genauen Angaben zu Identität, Standort und Zustand des Gerätes. Desweiteren hat das Personal über das System die Möglichkeit jederzeit Daten und Aufenthaltsort aller im System registrierten Geräte abzurufen. Die Ausstattung der Geräte mit RFID-Tags ist ebenso ein wirksamer Diebstahlschutz. Angestellte, die berechtigt sind bestimmte Geräte zu benutzen, erhalten auf ihrer personalisierten RFID-Chipkarte eine elektronische Genehmigung. Registriert das System nun einen Gerätetransport durch eine der Schleusen, ohne das gleichzeitig eine Person mit Berechtigungsausweis erfasst wird, ertönt sofort ein Alarmsignal und das Sicherheitspersonal wird benachrichtigt. [52]

RFID-Tags können auch an sämtlichen Operationsutensilien angebracht werden, um sicherstellen zu können, dass am Ende einer Operation keine Gegenstände im Körper des Patienten vergessen werden.

4.2.5. Bettenbestandskontrolle

Tagtäglich müssen in Kliniken eine Vielzahl von Betten gereinigt, gewartet und für Patienten bereitgestellt werden. Die bisher verwendete Barcode-Methode erweist sich immer wieder als wenig geeignet, da die Strichcode-Aufkleber durch Schmutz und Feuchtigkeit sehr schnell unleserlich und somit unbrauchbar werden. Dadurch werden eine genaue Bettenkontrolle und ein exakter Bestandsüberblick immer wieder erschwert und zeitaufwendig. Bei großen Krankenhäusern kann es durchaus vorkommen, dass eine Verlustrate von 3 - 4% pro Jahr verbucht werden muss.

---

[52] Vgl. Wilhelm und Schwindelwig (2005) S.2

Durch den Einsatz von RFID lässt sich das Bettenmanagement deutlich effizienter gestalten. Jedes Bett wird mit zwei Transpondern an unterschiedlichen Stellen ausgestattet, da das Aluminium der Betten die Datenübertragung behindern kann. Die Lesegeräte werden am Lagereingang sowie an den Aufzugtüren angebracht, so dass jederzeit nachvollzogen werden kann, auf welcher Station sich ein Bett momentan befindet oder wo das Bett als nächstes eingesetzt werden soll.

Zusätzlich werden von den Transpondern auch die Wartungsintervalle angezeigt, wodurch eine regelmäßige Kontrolle jedes Bettes im Hinblick auf die Reinigung und Funktionsfähigkeit garantiert wird. Sämtliche Wartungsdaten lassen sich schnell und einfach einsehen, da sich jeder Techniker per Knopfdruck sofort ein Bild über den aktuellen Zustand des Bettes machen kann.

Insgesamt lässt sich das gesamte Bettenmanagement durch den Einsatz eines RFID-Systems erheblich beschleunigen. Davon profitieren vor allem große Universitäts-Kliniken, in denen das Inventar auf unterschiedliche Gebäude verteilt ist.

In Zukunft soll es die Technologie sogar ermöglichen, dass das Pflegepersonal das benötigte Bett nur noch in den Aufzug schieben muss und es dann automatisch im richtigen Stockwerk ankommt.[53]

4.3. Humanmedizinische Anwendungen

Selbst in der Humanmedizin gibt es bereits erste Krankheitsbilder, bei denen sich durch den Einsatz von RFID neue Untersuchungs- und Behandlungsmethoden ergeben. Besonders die Eigenschaft passiver Transponder, ohne eigene Energieversorgung über Jahre hinweg zu-verlässig betrieben werden zu können, prädestiniert diese Technologie für den Einsatz in der Humanmedizin.

Bei der Augenerkrankung „Glaukom" (grüner Star) kommt es infolge einer Erhöhung des Augeninnendrucks zunächst zu einer Einengung des Gesichtsfeldes und schließlich zur vollständigen Erblindung des Patienten. Nicht nur der Absolutdruck, sondern auch die ständigen Druckschwankungen im Augeninneren erhöhen wesentlich das Risiko der Erblindung.[54]

Eine kontinuierliche Messung des Augeninnendrucks unter möglichst normalen Lebensbedingungen würde eine verbesserte individuelle Behandlung ermöglichen.

---

[53] Vgl. RFID-Leitfaden für den Mittelstand (2006) S.26 f.
[54] Vgl. Psychrembel (1998) S.579f.

Um dies zu ermöglichen, wird dem Patienten eine Kunstlinse eingesetzt, in der eine vollständige Transponderspule mit integriertem Drucksensor enthalten ist. Um den Transponder kontinuierlich auslesen zu können, ist die Antenne des Lesegerätes in das Brillengestell des Patienten integriert. Die Speicherung der erfassten Messdaten erfolgt in dem Lesegerät, das über ein Kabel mit der Brille verbunden ist.[55]

Generell lassen sich Transponder, die mit bestimmten Sensoren ausgestattet sind, sehr gut zur Überwachung von bestimmten Vitalparametern einsetzen. Die Körper-temperatur lässt sich z.B. über einen im Achselbereich angebrachten Sensor in regelmäßigen Abständen messen. Wird dabei ein kritischer Wert überschritten, sendet der Transponder ein Signal an das angeschlossene Lesesystem, wodurch dann das zuständige Pflegepersonal alarmiert wird.

---

[55] Vgl. Finkenzeller (2006) S.444 f.

5. Fazit

Der Einsatz von RFID-Systemen im Gesundheitswesen befindet sich zum jetzigen Zeitpunkt noch in der Anfangsphase und muss sicherlich noch einige Hürden überwinden, um zu einem weitreichenden Erfolg zu führen.

Industrie- und Handelsunternehmen setzen bereits heute verstärkt auf RFID als Zukunftstechnologie. Sie haben erkannt, dass sich dadurch ihre Geschäftsprozesse optimieren, Prozesskosten senken und die Produktsicherheit erhöhen lassen. Diese Erfahrungswerte sind auch für alle Beteiligten im Gesundheitswesen von großem Nutzen. Erste Projekte machen deutlich, welches Potential in dieser Auto-ID-Technologie steckt, um sowohl die Patientenversorgung als auch Logistik- und Instandhaltungsprozesse im deutschen Gesundheitswesen zu beschleunigen und effizienter zu gestalten.

Zum jetzigen Zeitpunkt haben diese Projekte jedoch noch einen sehr hohen Forschungs- und Entwicklungscharakter, wodurch die anwendenden Unternehmen die Rolle eines „first movers" im Gesundheitswesen einnehmen. Die Kosten für ein lauffähiges RFID-System sind infolgedessen für diese Einrichtungen überproportional hoch. Aus diesem Grund teilen sich die Einrichtung und der Technologieanbieter häufig die Implementierungskosten, wodurch eine klassische Win-Win-Situation entsteht. Das monetäre Risiko für das Unternehmen wird minimiert und der Technologieanbieter profitiert von der Entwicklung in der Praxis.[56]

Wesentliche technische Faktoren, die derzeit noch die Verbreitung der RFID-Technologie hemmen, wie z.B. geringe Reichweiten, Probleme bei der Pulkerfassung und nicht-hundert prozentige Leseraten, sollen laut Expertenmeinung bis zum Jahr 2010 überwunden sein.[57] Desweiteren ist damit zu rechnen, dass die Produktionskosten im Bereich der RFID-Technologie in den nächsten Jahren aufgrund steigender Absätze und einer fortschreitenden Standardisierung weiter sinken werden.

---

[56] Vgl. Koch et al. (2006) S.4
[57] Vgl. BSI- Studie (2004) S.106

Zur Zeit stehen einer flächendeckenden Massenanwendung von RFID noch die hohen Stückkosten der Transponder entgegen. Branchenkenner gehen jedoch davon aus, dass bis zum Jahr 2015 der Preis pro Chip von derzeit 10 Cent auf nur noch einen Cent sinken wird.[58]

Gegenüber dem bisher üblichen Barcode-Verfahren haben RFID-Systeme einige wesentliche Vorteile. So ist für das Auslesen der Tags kein Sichtkontakt notwendig, es können viele Tags gleichzeitig in einem Pulk erfasst werden und die sehr robusten Tags sind durch modifizierbare Datenspeicher sehr flexibel einsetzbar. RFID kann Prozesse optimieren, die Rückverfolgbarkeit erleichtern, Authentizität garantieren, Produktsicherheit verbessern, das Lagermanagement optimieren und Zugangskontrollen vereinfachen.

Allerdings sind die Barcode Verfahren zum jetzigen Zeitpunkt technisch ausgereifter und deutlich preiswerter. Die hohen Investitionskosten eines RFID-Systems und die mangelnde Produktreife hemmen bei vielen Unternehmen den Implementierungswillen. Bei den meisten RFID-Systemen summieren sich die Nutzenpotentiale bisher nicht, d.h. viele Anwendungsmöglichkeiten erfordern unterschiedliche technische Systemanforderungen, so dass sie sich durch ein einziges System nicht realisieren lassen. Die Entwicklung des RFID-basierten „Multipurpose-Systems", wie es im Klinikum Innsbruck bereits eingesetzt wird, gilt daher als Meilenstein für einen großflächigen RFID-Einsatz im Klinikbereich.[59]

Generell besitzt die RFID-Technologie im Klinikbereich das Potential, die bisherige Zuordnung von Kosten zu Kostenstellen bzw. Budgets durch eine Zuordnung der Kosten zum einzelnen individuellen Patientenfall zu ersetzen. Dadurch kann ein vollständiger, fallkostenbezogener Verbrauchsnachweis an Materialien pro Patient, Behandler oder OP erfasst und somit ein kosteneffizienteres Fall- und Materialcontrolling betrieben werden.[60] Inwieweit diese Transparenz wünschenswert und zielführend ist, ist vom Einzelfall abhängig. Der Nutzen sollte besonders für das Personal erkennbar sein, da ansonsten mit erheblichen Akzeptanzproblemen zu rechnen ist.

---

[58] Vgl. Basiswissen RFID (2006) S.10
[59] Vgl. Krüger-Brand (2006) S.B-239
[60] Vgl. Gärtner (2006) S.142

Um Vertrauen bei allen Beteiligten zu gewinnen, ist es daher unbedingt erforderlich für transparente Prozesse zu sorgen und eine überzeugende Aufklärung zu leisten.

Für die Pharmabranche ist die RFID-Technologie ein adäquates Mittel gegen den stetig steigenden Handel mit Arzneimittelfälschungen. Da sich diese Prozesse eher auf den Logistikbereich beziehen, können hierfür bereits besser entwickelte und länger erprobte Systeme aus anderen Industriebereichen eingesetzt werden. Dadurch können die enormen Umsatzeinbußen reduziert werden und gleichzeitig der Verbraucherschutz deutlich verbessert werden.

Den sicherlich vielen positiven Aspekten des RFID Einsatzes stehen jedoch auch einige Bedenken und kritische Stimmen gegenüber. Kritiker sehen in RFID eine Methode zur unbemerkten und unkontrollierten Erfassung persönlicher Daten, deren Einsatz geräuschlos und unsichtbar erfolgen kann. Verbraucherschützer sprechen von Spionageverfahren, weil die eingesetzten Transponder und Lesegeräte von Laien nicht unbedingt als solche zu erkennen sind. Daten über Prozessabläufe, Benutzerprofile und Kundenverhalten können ohne das Wissen und die Einwilligung der beteiligten Personen erfasst und unerlaubt z.B. zu Marktforschungszwecken missbraucht werden.[61] Der Begriff des „gläsernen Kunden" wird mehr und mehr zur Realität, in der die Anonymität der Vergangenheit angehört.
Dieser Aspekt der Datensicherheit und des Datenschutzes ist ganz besonders im Gesundheitswesen im Zusammenhang mit RFID zu berücksichtigen. Durch das Bundesdatenschutzgesetz werden z.B. alle Anwender der Technologie verpflichtet, die betroffenen Personen über den Vorgang aufzuklären und ihre Einwilligung einzuholen. Bei der Einführung der RFID-Technologie sind solche, für Datenschützer elementaren, Grundsätze wie die Zustimmung der Betroffenen zur Datenerfassung, eine logische Zweckbindung, sowie eine transparente Datenverwendung unbedingt zu beachten. Die unerlaubte Verwendung von generierten Patientendaten wäre eine erhebliche Datenschutzverletzung und würde das Vertrauen der Patienten in diese Technik nachhaltig verringern. Diese sicherlich gerechtfertigten Datenschutzregularien im deutschen Gesundheitswesen erschweren derzeit noch einen schnellen und großflächigen Einsatz der RFID-Technologie.[62]

---

[61] Vgl. Kern (2004) S.225
[62] Vgl. Eberspächer und Reden (2006) S.91 ff.

Diese kritischen Argumente lassen sich oftmals jedoch schon durch rein physikalische Fakten entkräften. In einem geschlossenen System wie im Klinikbereich wird überwiegend im Frequenzbereich von 13,56 MHz gearbeitet, bei dem die maximale Lesereichweite bei eineinhalb Metern liegt. Eine illegale externe Datenauslesung der Transponder ist somit rein fachlich gesehen nicht möglich. In der Pharmabranche wird die Technologie vorrangig zur Prozessüberwachung und Qualitätssicherung eingesetzt. Hierbei werden keinerlei personenbezogene Daten erhoben, wodurch sich auch keine Verbindung zwischen den Transponderdaten einer Arzneimittelpackung und den Käuferdaten herstellen lässt.

Aus der Sicht der Verbraucher und Patienten führt der Einsatz von RFID sowohl zu einem optimierten Behandlungsablauf als auch zu einer deutlich erhöhten Patientensicherheit. Komplikationen während der stationären Behandlung und der Vertrieb von gesundheitsgefährdenden Arzneimittelplagiaten können durch eine autonome RFID-Überwachung erfolgreich vermieden werden.

Abschließend lässt sich festhalten, dass sich im Gesundheitswesen durch den Einsatz der RFID-Technologie und die damit verbundene Prozessoptimierung, Qualitätssicherung, Zeitersparnis und Kostensenkungen enorme Wettbewerbsvorteile erzielen lassen. Unternehmen und Institutionen die sich dauerhaft diesem technischen Fortschritt verweigern, werden mittel- bis langfristig dem steigenden Wettbewerbsdruck im Gesundheitsbereich nicht mehr standhalten können. Wie stark sich der Wettbewerbsdruck in naher Zukunft verändern wird, zeigt eine aktuelle Untersuchung[63]. Danach steigt die Insolvenzwahrscheinlichkeit deutscher Krankenhäuser in den nächsten zwei Jahren von 1,7% auf 2,2%; in der Gesamtwirtschaft liegt diese Quote bei 1%.[64]

Momentan spielen bei einer RFID-Implementierung jedoch weniger betriebswirtschaftliche Aspekte als soziale Faktoren, wie medizinische Qualitätsverbesserung und Patientensicherheit, eine maßgebliche Rolle.

Der letztlich entscheidende Punkt neben jeglichen ökonomischen Bewertungskriterien sollte daher die Tatsache sein, dass der Einsatz von RFID im Gesundheitswesen eine deutliche Erhöhung der Lebenssicherung bedeutet.

---

[63] durchgeführt vom Rheinisch-Westfälischen Instituts für Wirtschaftsforschung e.V. und der Admed GmbH
[64] Vgl. Stiel (2006) S.64

6. Literaturverzeichnis

Ascher, N.   Sicherheit für Frau Weber
                                    Krankenhaus-Technik + Management, 2006

Becker, C.   The next generation, *Modern Healthcare*, 2004

Becker, C.   A new game of leapfrog?, *Modern Healthcare*, 2004

Bundesamt für Sicherheit   Risiken und Chancen des Einsatzes von RFID-
in der Informationstechnik   Systemen, 2004

Bundesverband   BITKOM RFID Guide 2006
Informationswirtschaft,
Telekommunikation und
neue Medien e.V.

Dahm, R.   Heisse Luft oder Quantensprung?
                                    RFID im klinischen Einsatz einmal kritisch
                                    Krankenhaus-IT Journal, 2005

Dierks, Chr.; Nitz, G.; Grau, U.   *Gesundheitstelematik und Recht*, 1. Aufl.,
                                    MedizinRecht.de Verlag, Frankfurt a. Main, 2003

Eberspächer, J; Reden, W.von   *Umhegt oder abhängig? Der Mensch in der
                                    digitalen Umgebung*, 1. Aufl., Springer Verlag,
                                    Berlin, Heidelberg, 2006

Finkenzeller, K.   *RFID Handbuch*, 4. Aufl., Hanser Verlag,
                                    München, Wien, 2006

Flintrop, J.   Beachtliches   Maß   an   Ineffizienz,   *Deutsches*
                            Ärzteblatt, 2000

Gärtner, A.   Funktransponder (RFID-Technologie) in der
                            Medizintechnik, *Medizintechnik,* 2006

Glabman, M.   Room for Tracking: RFID Technology finds the way
                            Materials Management Magazine, 2004

Hamacher Resource Group   Protecting Safety and Improving Efficiencies in the
                            Health Care Supply Chain – Using electronic
                            Product   Codes,
                            http://www.epcglobalcanada.org/docs/hdma%20epc
                            %20rfid%20paper.pdf, 2003

Heinz, K.J.   RFID brings quality advances in transport of
                            medicines, *Pharma International,* 2005

Hibbeler, B.; Korzilius, H. Arzneimittelimitate: Lifestyle-Medikamente im Visier
                            der Fälscher, *Deutsche Ärzteblatt,* 2005

Hielle, I.   Das „digitale Krankenhaus" wird nur langsam
                            Realität, *FAZ,* 2002

Informationsforum RFID e.V. RFID-Leitfaden für den Mittelstand,
                            www.info-rfid.de, 2006

Informationsforum RFID e.V. Basiswissen RFID, *www.info-rfid.de,* 2006

Kearney, A.T.   Nutzen für Händler – Kosten für Hersteller
                            http://www.atkearney.de/content/presse/pressemitteil
                            ungen_practices_detail.php/practice/retail/id/49046,
                            2004

Kern, Chr.	*Anwendung von RFID-Systemen*, 1. Aufl., Springer Verlag, Berlin, Heidelberg, 2006
Kern, Chr.	RFID erschafft keinen Gläsernen Leser, *ABI-Technik 24*, 2004
Kern, Chr.; Henner, H.	Patienten sicher identifizieren, *Deutsches Ärzteblatt*, 2005
Koch, O.; Kaltenborn, R.	Mehr Zeit für Patienten durch bessere Information *Deutsches Ärzteblatt online*, 2005
Koch, O.; Gaßner, K.; Ritz, A.	RFID im Gesundheitswesen, *RFID & Co.*, 2006
Krüger-Brand, H.	Funk-Erkennung im Gesundheitswesen: Erfolgreich in Nischen einsetzbar, *Deutsches Ärzteblatt*, 2006
Neil, R.	On a roll – RFID moves toward patient safety *Materials Management in Health Care*, 2005
o. V.	Funkchips warnen Chirurgen vor vergessenen Tupfern, *www.aezteblatt.de/v4/news*, 2006
o.V.	Gegen Risiken und Nebenwirkungen *www.cav.de/cav/live/topthema/detail/16.html*, 2006
o.V.	Radiofrequency Identification Technology: Protecting the Drug Supply, *FDA Consumer*, 2005
Stiel, H.	Wissen schafft Wettbewerbsvorsprung *Krankenhaus-Technik + Management*, 2006
Wicks, A.; Visich, J.; Li, S.	Radio Frequency Identification Applications in Hospital Enviroments, *Heldref Publications*, 2006

Wilhelm, T.; Schwindelwig, M.   Sicherheitsnetz im OP, *RFID im Blick*, 2005

Wörterbuch-Redaktion   *Pschyrembel – Klinisches Wörterbuch*, 258.Aufl.,
Leitung Helmut Hildebrandt   de Gruyter, Berlin, New York, 1998

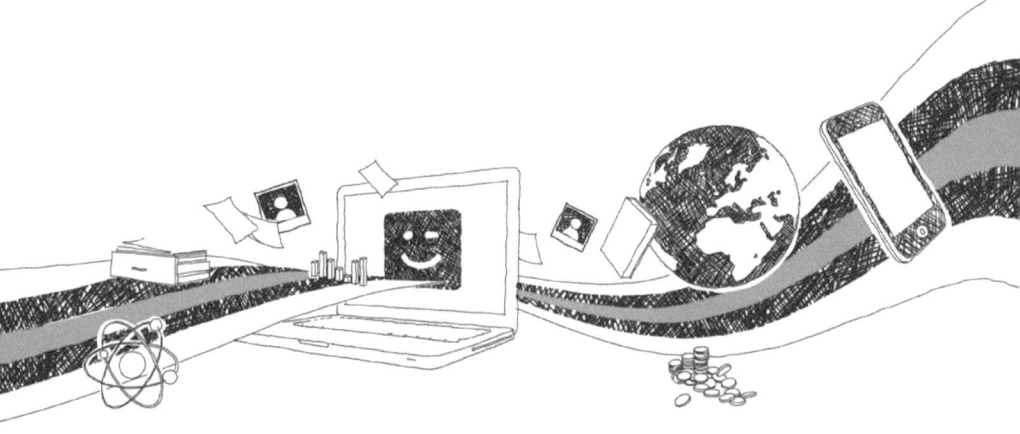
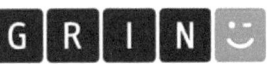